PRÉTENTIONS DOCTORALES.

DROITS DES OFFICIERS DE SANTÉ.

TENDANCE A UN CONCORDAT.

PAR J.-F. COURHAUT,

Ancien Chirurgien-Major de vaisseau, ex-Médecin en chef d'hospices civils et militaires, etc., etc.,

OFFICIER DE SANTÉ A PARIS.

2ᵉ. ÉDITION, CORRIGÉE ET AUGMENTÉE.

PREMIÈRE OBJECTION.

A MESSIEURS

LES DOCTEURS MÉDECINS ET CHIRURGIENS

RÉUNIS A L'ÉCOLE DE MÉDECINE, SÉANCE TENANTE,

Le Jeudi 25 septembre 1834.

MESSIEURS LES DOCTEURS,

Il est bien peu charitable de la part de M. Sandras de faire rejaillir sur la classe des officiers de santé l'impéritie doctorale, et de plus, de chercher dans les lois les moyens de les punir, non de leur défaut de connaissances, mais des efforts qu'ils font pour réparer vos erreurs, parce que la loi nous oblige de réclamer votre présence. Certes, je conviens qu'il est fatigant pour un docteur de voir son mérite méconnu, même du public qui appelle un officier de santé pour pratiquer une opération, surtout quand cette opération est nécessitée à la suite d'un accident semblable à celui qui est arrivé à M. Guigne.

L'argument de M Double est un à-propos bien méritoire : en effet, aucune société, aucun corps n'est en droit de murmurer contre le cours de la justice, lorsque cette justice est exercée sur l'un de ses membres sans compromettre l'honneur ou la dignité du corps qui prend sa défense, et auquel ce membre appartient. Ce cas a été prévu par l'article 52 de mon projet d'organisation entre tous les hommes dont la profession tend à faire partie de l'art de guérir, projet que j'ai d'abord eu l'honneur de remettre à l'association de prévoyance réunie alors sous le titre d'Association médicale, et dont le sort me fit l'honneur d'être membre de la commission provisoire.

Je ne fus pas long-temps sans m'apercevoir que la coterie Orfila s'emparait des membres du bureau ; aussi mon projet fut-il le motif d'un conseil qui devait prononcer et prononça en effet, comme je n'en doutais nullement, que mon projet ne serait point lu : mais ils eurent soin de voiler leur dessein sous le prétexte que ce projet était trop vaste, quoiqu'il ne fût encore qu'à moitié confectionné. Alors, en silence, je le complète et je l'adresse au Roi, qui le renvoie au Ministre du commerce, lequel ministre m'écrit qu'il serait mis sous les yeux de la commission législative (1). Mais, cinq jours après cette décision, la commission académique désirant le connaître, elle se le fit adresser. En vain je réclamai contre cette déviation ; le Ministre me répondit qu'il avait fait passer mon projet à cette société pour l'éclairer sur quelques points d'un travail semblable qu'elle était appelée à préparer (2). Un officier de santé éclairer l'Académie de Médecine est bien plus pénible certes qu'un officier de santé qui fait une opération pour réparer un accident arrivé à un doc-

(1) Lettre du Ministre, du 20 novembre 1833, et les journaux *La Tribune* et *Le Courrier* des 26 et 28 novembre 1833.

(2) Lettre du Ministre, du 28 août 1834.

teur ; je ne dois donc plus m'étonner si j'éprouve tant d'obstacles dans la propagation de ma théorie médico-chirurgicale. J'aime à me persuader que MM. les officiers de santé sentiront enfin le dédain que font MM. les docteurs du rang que nous occupons dans la société et qu'il leur a plu de nous accorder dans le temps. Notre honneur est assez blessé pour montrer toute l'énergie utile et nécessaire en pareil cas. Montrons-nous cependant encore assez généreux pour couvrir de notre manteau le trait d'écolier que nous lance un génie ambitieux, qui donne pour motif de réunion la défense d'un docteur condamné à un dommage et intérêt (dommage qu'en silence il aurait dû offrir lui-même, quoiqu'il ne fût point dû) pour un accident qui peut arriver aux plus habiles praticiens des deux classes, tandis qu'au fond de son âme il ne voit que la gloire de présider une grande assemblée de médecins.

Mais, Messieurs, ce n'est pas dans l'accident provenant de la saignée que gît l'impéritie du docteur, mais bien dans l'incapacité de réparer cet accident. Si M. Thouret Noroys eût dit à M. Guigne : J'ai eu le malheur de vous ouvrir l'artère (si c'est l'artère qui est ouverte), je ne puis y porter remède que par une opération, M. Thouret se serait montré capable, et M. Guigne n'aurait point appelé le sieur... Chouippe pour réparer l'accident arrivé au docteur. C'est ainsi que l'impéritie des deux classes donne du crédit aux rhabilleurs des campagnes par le nombre d'estropiés qui sortent des mains des docteurs et des officiers de santé, et surtout lorsqu'il arrive à ces messieurs de traduire ces rhabilleurs en justice.

Mais ce n'est pas encore là où gît le point de mire de MM. les docteurs, l'amour-propre y entre aussi pour quelque chose ; car ils ont à cœur le prix qu'ils paient à la Faculté pour un parchemin doctoral, en vertu duquel ils croient, avec l'étalage des richesses, en imposer au public et se distinguer des officiers de santé. Il est passé ce temps où les départemens ajoutaient foi à tout ce clinquant: ce sont des faits qu'il faut, et ces faits, MM. les docteurs, vous font froncer les sourcils, lorsqu'ils ne sortent pas de vous. Mais encore, au sujet des départemens, on propose un projet de loi pour l'organisation et l'enseignement du corps médical ; le Gouvernement en demande les articles à l'Académie de médecine. L'Académie a-t-elle consulté les médecins des départemens? Connaît-elle leurs besoins? Sait-elle le tort qu'elle fait à l'humanité, en envoyant de jeunes écoliers encore dans les communes, tandis qu'il y faudrait des têtes blanchies sous l'expérience. Non, elle ne le sait pas, elle n'y réfléchit même pas ; elle consulte seulement ses intérêts, et ce qui sort de son sein est une charte octroyée à laquelle il faut obéir, et peu lui importe l'intérêt public. Mais espérons que, plus tard, nos droits égaleront les vôtres ; car c'est un foyer de discorde où se débattent encore, tel que le reptile blessé, quelques animosités particulières que la voix publique éteindra enfin, mais que le législateur n'a pu encore écraser, puisque c'est censé le vœu général, et ce n'est que celui d'une coterie. Pour l'exécution de mon projet, j'avais un plan tracé propre à réunir l'opinion générale; j'ai dû me le réserver afin que MM. les officiers de santé puissent en faire usage.

L'art de guérir naquit du besoin d'être secouru par son semblable ; celui qui accourut le premier fut réputé médecin ; la reconnaissance fit naître l'ambition chez lui, et le dévoûment devint dès lors un trafic. Le nombre des ambitieux s'accrut ; ils formèrent des corps, et ces corps firent naître des sectes qui firent des divinités de leurs oligarques. Ce n'était plus alors cette classe d'hommes qui salissaient leurs mains, il leur fallut des ouvriers. Mais les maîtres se perdirent dans leur système et le faste des richesses : ils oubliaient, et les ouvriers apprenaient; bientôt l'idole fut renversée, et l'oligarchie devint l'effroi public. C'est ainsi qu'aujourd'hui la discorde existe entre nous; car il n'est pas un médecin qui, près du lit d'un malade, n'adopte un système et y ajoute du sien; n'importe s'il est fondé à le suivre. Il n'en est pas un, non plus, qui ne critique les actes de ses confrères, ce qui déjà fait dire au public que ce n'est qu'en tremblant qu'il appelle un médecin. Ces désordres naissent de notre législation médicale, et sont alimentés par les bases hypothétiques des doctrines régnantes.

M. Broussais seul a su appliquer au siècle une doctrine qui concorde avec la législation et l'enseignement de la médecine : sa thérapeutique est simple et son formulaire laconique. M. Orfila a fait faire quelque chose de mieux; mais il n'a pu pénétrer dans les laboratoires de la nature, et par conséquent il n'a pu en classer les opérations chimiques. Ce qu'on a fait de plus ancien n'est plus rien pour nos docteurs, et ce qu'il y a de plus moderne ne doit pas voir le jour, crainte d'enlever à ces deux auteurs leur prépondérance. Or, pour nos docteurs modernes la science est toute dans un bel équipage, un ameublement recherché, un jargon à la mode, une toilette élégante, et avec cet apparent extérieur, on va faire ses visites : appelé près d'un moribond par un officier de santé, ou par un docteur courtisan, on y relève son toupet, on regarde à la glace si l'on a bonne façon, et en faisant une pirouette, on s'écrie : cinquante sangsues; ce soir soixante, demain cent cinquante; eau d'orge pour boisson, diète, le soir deux gros de sirop de diacode dans une infusion; et en voilà pour 20 francs : d'abord voilà ce qui fait que les pharmaciens donnent des consultations, et qu'on laisse les docteurs de côté; ensuite pour récompenser le docteur complaisant, ou l'officier de santé qui a obéi à la loi, si le public lui discute ses honoraires, M. le docteur à équipage les taxe à 2 francs pour dérangement.

Il est temps, Messieurs, que ces abus cessent; les officiers de santé sentent ou doivent sentir tout le poids du mépris que font d'eux MM. les docteurs; il est temps qu'ils fassent corps à part; il est temps aussi que le fruit de leurs travaux cesse d'être la pâture d'une oligarchie qui se pavoise de leur sueur et de leurs veilles; ils sont pauvres, mais ils sont ouvriers, et c'est en forgeant qu'on devient forgeron.

Combien est absurde l'article 29 de la loi du 19 ventôse an XI; comme il fait sortir la suprématie qu'ont voulu et veulent encore exercer les docteurs sur notre classe. Cependant il nous reste encore une planche dans le naufrage: l'officier de santé n'est assujetti à la responsabilité que dans les lieux où les docteurs ont leur résidence; hors de là nous avons, comme eux, le droit de tuer impunément: ainsi à quoi tendent donc vos pouvoirs? à la surveillance et à l'inspection; et cependant un officier de santé, véritable praticien, aura-t-il le malheur de déplaire à un docteur, ou, sans avoir conjuré la déité doctorale, de perdre un malade par une cause inconnue, et que nos nouveaux Hyppocrate n'ont pu prévoir eux-mêmes? nous verrons aussitôt les lois évoquées de la poussière contre lui, et le docteur, en imposant au public et à la justice par ses dehors brillans et son jargon pédantesque, sortir triomphant de la lutte: l'officier de santé, au contraire, sauvera-t-il son malade, toujours sous l'invocation du médecin? le docteur encore en recueillera la gloire. C'est ainsi que toujours la loi du plus fort fut la meilleure; évitons donc les dents de l'orgueil affamé.

Je suppose encore que l'officier de santé précité fasse appeler M. le docteur pour avoir son avis; quel sera-t-il? sangsues, saignées, cataplasmes de farine de lin pour toutes les maladies. Croyez-vous, Messieurs, que cet officier de santé qui tient à son honneur et à la vie de ses cliens, et qui possède des moyens dont l'expérience et la pratique lui ont démontré l'efficacité, soit en raison de la topographie des lieux, soit en raison des mœurs des habitans, doive consentir à cette ordonnance? il encourrait l'infamie, s'il le faisait; il doit au contraire, au péril même de sa vie, s'y opposer de toutes ses forces et par tous les moyens possibles, ce docteur fût-il même M. Broussais en personne.

Mais encore disons deux mots sur l'organisation de notre oligarchie : on voit surtout qu'elle a travaillé pour elle; d'abord, par ce même article 29, elle nous relègue dans nos départemens par un seul motif d'intérêt, déguisé sous l'apparence de l'encouragement. « Envoyez-nous vos observations, vos expériences, vos découvertes : des récompenses seront le fruit de vos veilles, vos noms seront cités. » Et que sort-il de leurs délibérations, un rapport sur une observation déjà citée depuis des siècles, une pilule, un biscuit dont la formule est renouvelée des Grecs ou des Latins. Mais si vous innovez quelque chose qui vous soit démontré par l'expérience ou la pratique, on le laisse traîner des années dans les cartons; vous vous épuisez en réclamations au Ministère, à l'Académie. Quelquefois, par intérêt, on vous demande d'autres renseignemens, mais on garde le tout pour en faire plus tard son profit. Ici je parle d'après moi, et j'en ai les preuves, dont sous peu le public aura connaissance. Un dernier fait : je calcule, d'après ma théorie des inflammations, un moyen contre la goutte : j'arrive à en calmer les douleurs en moins de quinze minutes. Il faut une heure pour en vérifier la preuve, et voilà trois mois que cet important remède est à l'Académie; sans doute il y restera tout le temps nécessaire pour qu'un autre s'en empare, ainsi qu'il m'est déjà arrivé. Pauvre humanité!

Obéissons donc à la loi, mes chers collègues, appelons un docteur pour qu'il nous inspecte et nous surveille, et si nous sommes capables, ne faisons rien de ce qu'il nous dira ; si nous ne le sommes pas, appelons-en à l'expérience de nos vieux collègues: si les organes essentiels à la vie sont détruits, M. le docteur ne les guérira pas mieux que nous.

Si notre malade est riche ou d'une fortune médiocre, faisons-nous payer comme le docteur, quand il est présent, nous en avons le même droit ; s'il est pauvre, le docteur ne s'inquiètera pas de ce que nous ferons, il ne se dérangera pas, à moins que ce ne soit pour nous nuire ou nous abaisser.

Si nous travaillons, si nous passons nos veilles, dans l'intérêt de la science, n'envoyons rien aux académies ni aux facultés ; ce seraient des chevaux à leurs voitures et des croix à leurs boutonnières que nous leur adresserions.

Et, pour en finir, faisons corps à part et gouvernons-nous nous-mêmes, sous les auspices de la loi; prenons parmi nous nos professeurs, établissons des écoles et montrons à notre pays qu'on peut être docte sans être docteur.

DEUXIÈME OBJECTION.

On a lu le journal *Le Courrier Français*, du 26 septembre, sur la séance de MM. les Docteurs, à l'École de médecine. En vérité, c'est. . . . . .

Par les moyens qu'ils emploient, ils se croient à l'abri de mes instances; ils se trompent, car je serai toujours à leur suite pour dévoiler leurs turpitudes. Un membre, est-il dit, a demandé à prendre la défense de M. Chouippe; on lui accorde de soumettre ses titres à la Commission. Voilà un acte de protection en faveur du corps des officiers de santé. Sera-t-il du goût de M. Chouippe? je l'ignore. Faisons donc aussi, en attendant mieux, quelque concession à MM. les Docteurs.

Mais laissons de côté l'intérêt particulier, et parlons encore un peu sur le grain de discorde qu'a semé M. Sandras; j'ignore encore quels argumens va employer ce défenseur en faveur de son client: n'en doutez pas, c'est une grâce qu'il va implorer du corps doctoral, en faveur des officiers de santé, et qu'on voudra bien lui accorder. Mais le but de la cotterie ne gît point dans une si modique conclusion; elle veut des docteurs et non des officiers de santé. D'abord 1°. parce que les droits du doctorat rapportent bien davantage à la faculté; 2°. parce que, en raison de ce droit, la faculté voit qu'il se fait plus d'officiers de santé que de docteurs; 3°. parce que les officiers de santé exploitent une plus nombreuse clientelle à plus bas prix, quoique avec autant de connaissances que nos docteurs à la mode, et que ces derniers sont mis de côté; 4o. parce que le public ne fait plus de différence entre ces deux parties du corps médical, en accordant à l'une et à l'autre la qualification de docteur, et sa confiance aux pharmaciens.

Ainsi voilà le vrai point de discorde; et pour y remédier vous voulez invoquer la rigueur des lois pour faire peser sur nous la responsabilité de la vie des malades, et faire de nous, par ce moyen, une classe servile et soumise au doctorat. Que vous êtes bon, M. Sandras, pouvez-vous croire un instant que le législateur fera, en votre faveur, des lois d'exception. Sur ce fait, vos titres sont comme les nôtres, et comme ceux de tous les hommes. Si la législation s'écartait de cette ligne, il n'y aurait plus ni médecine ni médecins.

Déjà deux tribunaux se sont écartés de la ligne de démarcation que leur tracent les lois et la nature, en condamnant un membre du corps médical à une amende pécuniaire. J'ignore s'il reste encore à ce membre le droit de recours en cassation; dans le cas où cette cour prononcerait comme les premiers juges, c'est une violation à la loi naturelle, c'est une anticipation de droit que veulent s'arroger les juges sur un corps libre et indépendant de ses actions; parce que ses actions ne sont que des actes de générosité et de dévoûment envers nos semblables. Si ces actes sont contraires aux vues philantropiques qui nous guident, ils sont involontaires ou dépendans du défaut de connaissances requises; car nul ne peut être contraint de faire ce qu'il ne sait pas. Mais de quoi s'inquiète le corps médical? les juges sont des hommes sujets aux vicissitudes des autres. N'allez pas à leur secours quand ils vous réclameront, ils auront bientôt rapporté leurs arrêts. Voilà à quoi devaient tendre tous les motifs de vos réunions, c'était de rendre l'arrêt suivant : « Attendu que des juges se sont permis de franchir les limites de leurs attributions, le corps médical de France arrête :

Art. Ier. Tout membre du corps médical qui, à l'avenir, portera ses soins à un juge de France, sera interdit et exclu du corps entier.

Art. II. S'il y a récidive, il sera chassé, par ses confrères, hors du territoire français. Et votre arrêt aurait été sans appel.

Ne croyez donc pas, MM. les Docteurs, que mon intention soit de sonner le tocsin de la rébellion dans un corps pour lequel j'ai sacrifié toute mon existence; ne croyez pas non plus que mon zèle à défendre les droits du faible ait pour motif une ambition cachée. A soixante ans, on ne demande plus que le repos; mais on tient à conserver le fruit de ses veilles, on tient à jouir de ce qu'il en reste de bon, et pour cela même on emploie le reste de ses forces pour en prévenir la spoliation. Vous vouliez, en dépit des lois de la nature, vous séparer de nous, et nous infliger une responsabilité hors de votre puissance; mais si le malade vous repousse, que ferez-vous? Et si nous prouvons l'impossibilité d'obtenir votre présence, vous serez donc responsables ; ainsi vous attirez sur vous la peine que vous voulez nous infliger. Or, nos droits sont donc les vôtres ; et pour être à l'unisson, et si vous voulez éviter les droits universitaires, ne vous faites qu'officier de santé.

Par mon projet, j'ai voulu effacer jusqu'aux moindres vestiges de toutes ces causes de dissension, en n'accordant qu'au mérite les titres de distinction, comme une récompense due au talent et aux connaissances acquises, démontrées et éprouvées en présence de confrères connaissant parfaitement le candidat. En réunissant, par ce projet, tous les hommes dont la profession tend à faire partie de l'art de guérir, j'ai voulu éteindre le charlatanisme, en plaçant chacun à la portée de son savoir, sans qu'il puisse s'écarter des bornes de ses connaissances, et des devoirs qui seraient tracés par des lois et règlemens. J'ai voulu que les habitans des campagnes, dont j'ai étudié pendant trente ans les besoins, fussent secourus par des capacités égales à celles des villes ; j'ai voulu que l'enseignement de la science fût accompagné de pratique rurale, urbaine et hospitalière. Tels sont les motifs de mon projet. Mais ce que je désire le plus, ce que les médecins cherchent depuis surtout le développement des sciences accessoires à la médecine, et qu'ils ne veulent pas que j'aie trouvé, quoiqu'ils en soient certains (1) : c'est une doctrine médico-chirurgicale, dégagée de tout système dont les bases seraient fondées sur des faits palpables, matériels, et qui ne permettraient pas de poser cette question (Qu'est-ce que c'est que), comme on dit : qu'est-ce que c'est que les humeurs, l'irritabilité? etc., etc.

Cette doctrine, dont je publiai l'analyse à l'époque du choléra, et qui fit changer à l'instant toutes vos dispositions sanitaires, est tout entière dans le grand livre de la nature; c'est là que je l'ai copié, j'en ai le manuscrit ; il ne lui manque qu'un concours de connaissances pour la rédiger et la comparer avec les doctrines existantes, afin de rendre à chaque auteur, ancien et moderne, ce qui peut lui appartenir, quoique je n'en aie consulté aucun ; mais je peux m'être rencontré avec quelques-uns, sans les connaître. D'ailleurs je n'ai pu tout faire, j'ai dû laisser la por-

(1) Aveux de M. le président de l'Académie de médecine.

tion du temps et des races futures. Ce que j'ai à donner dans ce moment au monde médical, réunit tous les systèmes possibles; cette doctrine met la chimie en rapport avec la médecine. Elle unira la phrénologie aux affections morales; et toutes ces sciences avec les lois et phénomènes de la nature; et par un calcul de mathématiques, elle fait ressortir de cet ensemble la nature des causes de toutes les maladies, et par ce fait, les moyens de les guérir avec certitude et célérité, si l'organisation animale jouit encore de tous les organes essentiels à la vie, et que ces organes puissent encore être rappelés à leurs fonctions.

La goutte, cette cruelle maladie contre laquelle ont échoué tous les moyens des plus célèbres médecins, depuis Hyppocrate jusqu'à ce jour, vient de céder, comme par enchantement, aux effets de cette doctrine. C'est d'après ces principes que je suis parvenu à en calmer les douleurs en moins de quinze minutes.

Une assertion semblable, dans des temps superstitieux, eût été contre moi le sujet d'un auto-da-fé. Si j'étais sectateur, je ferais crier au miracle; d'autant plus qu'il ne s'agit, pour obtenir cette guérison, que d'imbiber d'un liquide un petit bourgeon de coton, le passer pendant sept ou huit secondes sur la partie tuméfiée et enflammée, pour, à l'instant même, en sentir calmer les douleurs; et en moins de quinze minutes éprouver un calme parfait, et peu d'heures après, jouir de l'usage de ses membres, sans craindre d'autres accidens.

Maintenant voulez-vous savoir ce qui, depuis dix-huit ans, s'oppose à la propagation d'une telle doctrine? Je vais vous en citer un échantillon : Une commission ordonnée par M. le préfet de la Seine, par suite d'une supplique au roi, envoyée au ministre, fut prise dans le sein des administrateurs des hôpitaux de Paris, présidée par M. le baron Portal, et composée de MM. Petit et Mangin. Après m'avoir entendu, et pris connaissance de mes documens, vous allez hausser les épaules de leurs délibérations (1).

« Monsieur, me dit-on, on ne peut, au préjudice des médecins et chirurgiens des hospices, permettre de pratiquer une théorie telle que celle que vous exposez; si c'était un remède, cela se pourrait; mais une théorie, c'est impossible. »

Cette commission garda néanmoins tous mes documens. A cette fin, j'ai, en dernière épreuve, adressé au ministre, d'après le vœu de la loi, ma recette contre la goutte. Sans doute ce remède sera trop extraordinaire, et guérira trop vite.

Que de conséquences on peut tirer d'une telle délibération; que de choses j'aurais à dire: mais pour l'honneur de la Commission, celui du Corps, et la gloire du nom Français, je dois me taire.

Cependant il serait temps d'en finir, en exposant mes griefs au public; c'est à lui que j'en appelle; et s'il faut ouvrir la scène, le théâtre est disposé de manière à découvrir l'égoïsme oligarchique; mais non, attendons encore une dernière épreuve.

Espérons, en attendant, que quelques publicistes voudront bien, dans l'intérêt de tous, consacrer quelques colonnes de leurs journaux à la propagation de cet exposé; qu'ils voudront, en faveur de l'ordre public, éviter une scène de famille, en favorisant l'émission d'un projet, et d'une doctrine qui ne doit appartenir qu'à la France, et qui est digne d'elle et de son corps médical.

(1) Lettre de M. le Préfet de la Seine, du 2 octobre 1830.

Lettre de l'Administration des hospices civils de Paris, du 14 octobre 1830.

Lavoisier disait à ses bourreaux : laissez-moi vivre pour finir mon ouvrage ; et moi, je dirai aux cotteries jalouses et ambitieuses : faites-moi mourir, si vous ne voulez pas me faciliter les moyens de finir le mien.

On trouve chez l'Auteur, rue du Four-St.-Honoré, n°. 12, *les Ouvrages qu'il a publiés*,

SAVOIR :

1°. Son *Traité de l'ergot du seigle*, dans lequel sont décrits tous les effets de cette substance putréfiante, sa formation, son analyse, ses effets sur l'homme et la femme, tels que la gangrène, l'avortement et la suppressiou du lait. Cette épidémie temporaire, qui, pendant plus de deux ans, laissait des traces de ses désordres, est guérie en vingt-quatre heures : vingt-quatre *Observations* à l'appui ; un volume in-8°.
2°. Son *Mémoire sur les maladies épidémiques, contagieuses*. Cet ouvrage est établi sur sa nouvelle théorie ; un vol. in-8°.
3°. *Objections* importantes pour l'humanité et la science, etc., contre les mesures sanitaires prises contre le choléra ; 16 pag.
4°. L'analyse de sa *Nouvelle Théorie Médico-Chirurgicale*, propre à découvrir la nature des causes des maladies, et où est décrite celle des inflammations, celle des cachexies, la cause des fièvres d'accès, celle du choléra, et ses différentes espèces ; on y voit aussi les Élémens d'une théorie du moral en rapport avec le physique, dans cette maladie ; un vol. in-8°.
5°. Les présentes *Objections* ; 16 pages.

Tous ces Ouvrages se vendent en un volume, ou séparément.

Sont en manuscrit chez l'Auteur :

1°. Les *Mémoires de sa vie*, propres à démontrer l'impuissance des lois, des religions et des mœurs, contre les lois de la nature ; ouvrage historique, amusant, instructif, sur ce qu'il a observé dans ses voyages aux quatre parties du monde ; qui fera deux volumes in-8°.

2°. Un *Traité complet de sa nouvelle doctrine médico-chirurgicale*, encore brut; qui fera 5 à 6 volumes in-8°.

3°. Un *Mémoire sur la nature des inflammations*, adressé à l'Académie de médecine en 1828; un petit vol. in-8°.

4°. Son *Projet d'organisation médicale*, avec les motifs qui en nécessitent l'urgence; un petit volume in-8.

5°. Son *Traité de la goutte et des rhumatismes*; la nature de la cause de ces maladies, et les moyens de les guérir promptement; un petit volume in-8°.

6°. Un *Brevet* pour une machine hydraulique propre à donner à l'eau stagnante un cours propre à faire mouvoir une usine.

7°. Un autre *Brevet* pour des moyens d'hygiène propres à supprimer l'odeur des matières fécales, depuis leur naissance, jusqu'à leur réduction en engrais; consistant d'abord en siéges inodores, sans eau; à supprimer les conduits ventilateurs, à éteindre la vapeur des fosses, etc.

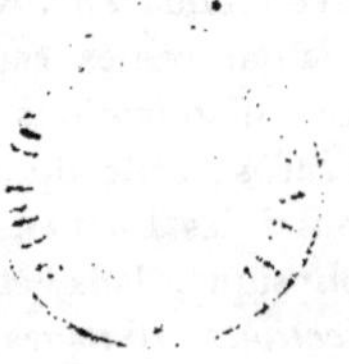

Prix : 50 centimes, et 75 par la poste.

IMPRIMERIE DE PIHAN DELAFOREST (MORINVAL),
rue des Bons-Enfans, n°. 34.

www.ingramcontent.com/pod-product-compliance
Lightning Source LLC
LaVergne TN
LVHW052042160826

845678LV00003B/1491
* 9 7 8 2 3 2 9 6 2 6 4 5 1 *